PUBLICATIONS DU *PROGRÈS MÉDICAL*

DE LA

MORT APPARENTE

DU NOUVEAU-NÉ

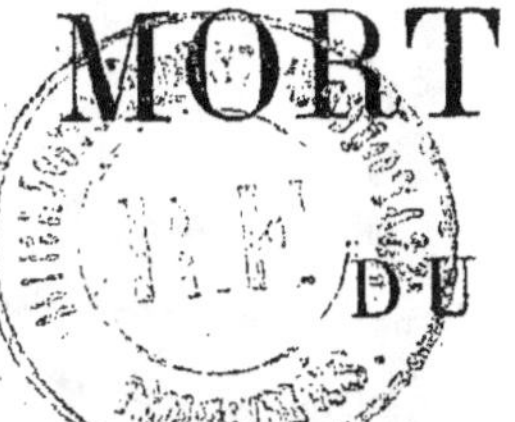

PAR

Ch. MAYGRIER

Professeur agrégé, Accoucheur de la Charité.

———— ◦◦◦◦ ————

PARIS

AUX BUREAUX DU	FÉLIX ALCAN
PROGRÈS MÉDICAL	ÉDITEUR
14, Rue des Carmes, 14	108, Boulevard Saint-Germain, 108

1899

PUBLICATIONS DU *PROGRÈS MÉDICAL*

DE LA

MORT APPARENTE

DU NOUVEAU-NÉ

PAR

Ch. MAYGRIER

Professeur agrégé, Accoucheur de la Charité.

PARIS

AUX BUREAUX DU
PROGRÈS MÉDICAL
14, Rue des Carmes, 14

FÉLIX ALCAN
ÉDITEUR
108, Boulevard Saint-Germain, 108

1899

DE LA

MORT APPARENTE DU NOUVEAU-NÉ [1]

Vous avez pu voir plusieurs accouchements récents se terminer par la naissance d'enfants qui étaient dans cet état qu'on a désigné sous le nom de *mort apparente*. Parmi ces enfants, au nombre de six, quatre ont été ranimés et sont sortis vivants de la Clinique, mais les deux autres ont succombé. En présence de cette série de faits de même catégorie, l'occasion m'a paru favorable pour vous entretenir de la mort apparente des nouveau-nés et de son traitement.

Que faut-il entendre sous ce terme ? Bien des définitions en ont été données. Je me bornerai à vous indiquer celle qui a été formulée par le Dr Demelin (2), dans un intéressant mémoire, qu'il a publié sur ce sujet en 1895, et auquel j'aurai souvent à faire allusion. La voici : « La mort apparente du nouveau-né comprend plusieurs états pathologiques distincts dans lesquels les fonctions et propriétés de la vie sont suspendues ou affaiblies au point de faire croire à la mort, et présentent comme symptômes communs, l'absence du cri, des troubles respiratoires et circulatoires et la résolution musculaire. »

---

(1) Leçon faite à la Clinique Tarnier, le 8 octobre 1898, et recueillie par le Dr Dubrisay, chef de clinique.

(2) Demelin. — De la mort apparente du nouveau-né, Paris, 1895.

L'enfant qui naît en état de mort apparente peut donc se présenter sous différents aspects. D'une façon générale ces aspects sont au nombre de deux : tantôt il est bleu, violacé, cyanosé, tantôt au contraire, il est blanc, pâle, exsangue. Les anciens avaient donné à ces deux états les nom d'asphyxie bleue et d'asphyxie blanche. Si le premier terme d'asphyxie bleue ou simplement d'*asphyxie* peut être conservé, il n'en est pas de même du second qui est inexact, et qu'on a remplacé avec raison par celui de *syncope*. Toutefois, pour ne rien préjuger de la nature de ces différents états, M. Demelin a adopté les dénominations de *forme bleue* et de *forme blanche* qui sont rigoureusement exactes au point de vue clinique, et c'est sous cette désignation que je les décrirai.

La *forme bleue* la plus commune, seule décrite par tous les auteurs, est l'*asphyxie*. L'enfant naît cyanosé : tout son corps présente une teinte bleuâtre, mais qui prédomine surtout à la face et aux extrémités. Les membres sont dans un état de flaccidité plus ou moins prononcée. Le sphincter anal est relâché, et du méconium s'écoule. Les divers réflexes, guttural, cornéen, palpébral, patellaire sont affaiblis, et dans certains cas même abolis. Le cœur ne cesse pas de battre ; mais ses mouvements sont faibles et amoindris. Du côté des poumons, il y a d'abord de l'apnée ; puis, de temps en temps survient une inspiration saccadée. Suivant les cas, les inspirations se rapprochent, se régularisent ; le cœur bat plus énergiquement, et l'enfant revient à la vie. Ou bien, et cela a lieu surtout quand les voies aériennes sont obstruées par des glaires, des mucosités, du sang, les mouvements respiratoires s'espacent de plus en plus, les battements du cœur se ralentissent, puis cessent, et l'enfant succombe. On trouve alors à l'autopsie les poumons plus ou moins atélectasiés et des ecchymoses sous-pleurales et sous-péricardiques.

A côté de cette forme asphyxique, M. Demelin en

place deux autres qui se caractérisent aussi par la coloration bleue des téguments : la *congestion méningée* et l'*apoplexie méningée*, celle-ci très grave : toutes deux diffèrent de l'asphyxie par la conservation et même l'exagération des réflexes rotulien et patellaire, par la torpeur plus profonde du nouveau-né. Toutefois, tandis que dans la congestion méningée le rappel à la vie est assez facile, dans l'apoplexie, au contraire, le coma est plus prononcé : l'insufflation ne ramène que momentanément la respiration, qui s'arrête quand on cesse d'insuffler ; des convulsions compliquent habituellement la scène et déterminent la mort.

La *forme blanche* de la mort apparente, forme syncopale, est toute différente de la précédente. Ce qui frappe dès l'abord, c'est la pâleur cireuse que présente le nouveau-né. Comme dans le cas précédent, et d'une façon peut-être encore plus accentuée, il est mou, flasque, inerte ; la résolution musculaire est absolue. La circulation est très affaiblie : les bruits du cœur, ralentis, sont souvent à peine perceptibles. Les mouvements respiratoires sont très rares ; l'apnée peut même être complète. Suivant les cas, et surtout suivant le traitement mis en usage, deux alternatives peuvent se produire ; ou bien la respiration se rétablit peu à peu, d'abord saccadée, puis de plus en plus régulière ; le cœur bat plus rapidement et plus fort, les téguments se colorent, et l'enfant revient à la vie. Ou bien, le nouveau-né reste pâle, ne fait pas d'efforts d'inspiration; son cœur bat moins vite et plus faiblement et finit par s'arrêter : la mort a lieu.

Les formes bleue et blanche s'observent d'ordinaire bien tranchées et isolées : il existe cependant quelquefois une forme mixte qui est un mélange des précédentes. C'est ainsi qu'un enfant, né blanc, en état syncopal, peut avoir la trachée et les bronches obstruées par des mucosités ; on essaie de le ranimer et il fait des efforts d'inspiration qui restent infructueux ; il se cyanose alors et devient bleu. La forme blanche s'est transformée alors en forme asphyxique.

Je passe maintenant à nos observations. Les six cas auxquels nous avons eu affaire se rapportent à des enfants nés en état de syncope (forme blanche). Dans le premier, la mère âgée de 21 ans, primipare, était entrée à la Clinique le 27 septembre 1898; le travail se déclara le 29 à minuit; il marcha régulièrement et la dilatation fut complète le 30 à 3 heures de l'après-midi. L'enfant se présentait par le sommet en OIGA. A 4 h. 15, les battements du cœur devenant sourds et irréguliers, et l'expulsion ne se faisant pas, on dut terminer l'accouchement par une application de forceps. L'enfant naquit pâle, inerte, ne criant pas, et ne faisant que quelques rares inspirations; les battements du cœur étaient normaux. Après ligature et section du cordon, on frictionna le nouveau-né avec de l'alcool, on lui fit quelques flagellations, et on retira avec le doigt les mucosités qui encombraient sa bouche et son pharynx ; enfin, on lui administra un bain chaud. Au bout de 5 minutes il était parfaitement ranimé, et criait vigoureusement. J'ajouterai que dans ce cas, il existait à la naissance, autour du cou de l'enfant, deux circulaires lâches qu'il fallut dégager; cette circonstance peut, aussi bien que la lenteur de l'expulsion, expliquer l'état de souffrance du nouveau-né; je vous rappelle en effet que ces circulaires lâches sont dangereux en ce sens que le cordon peut glisser le long de la tête fœtale et être comprimé entre elle et les parois pelviennes ; ce sont ces faits qu'on désigne sous le nom de latérocidence du cordon.

La seconde observation est celle d'une primipare qui accoucha le 27 septembre 1898, à 9 heures du soir, d'une fille de 2.650 grammes, après ~~98~~ heures de travail. La femme avait été bien surveillée pendant son accouchement, la période d'expulsion n'avait pas duré trop longtemps, et les battements du cœur fœtal étaient restés constamment bons. Cependant, l'enfant naquit en état

de mort apparente, pâle, flasque, inerte, le cœur bat-
tant très faiblement. Le cordon formait autour du cou
et de la poitrine deux circulaires et on dut le sectionner entre deux pinces avant le dégagement du tronc.
On chercha inutilement à ranimer le nouveau-né à l'aide
de frictions et de flagellations. On eut alors recours à
l'aspiration des mucosités avec l'insufflateur, puis à
l'insufflation elle-même. Aussitôt des mouvements respiratoires eurent lieu, de plus en plus forts ; 7 à 8 minutes après sa naissance, l'enfant était ranimé ; sa
coloration était devenue rosée et il criait.

Dans le troisième cas, il s'est agi d'une multipare de
35 ans, enceinte pour la 4ᵉ fois. Cette femme fut prise
d'éclampsie vers le 8ᵉ mois de sa grossesse ; elle eut
deux attaques, puis elle guérit, et la grossesse continua
son cours. Huit jours plus tard survint une hémorragie
due à une insertion vicieuse du placenta. Le travail
était commencé et le col était largement perméable.
M. Dubrisay eut alors recours à l'accouchement méthodiquement rapide. Il put achever assez vite la dilatation du col avec la main, pénétrer dans l'utérus et terminer l'accouchement par la version. Ceci se passait le
28 septembre 1898 ; il amena au jour une fille de
2.400 grammes présentant 4 circulaires autour du cou.
Elle était blanche, flaccide, en état de syncope ; les
battements du cœur à peine perceptibles, et les mouvements respiratoires rares et incomplets. Après avoir fait
la ligature immédiate du cordon, on enleva les mucosités accumulées dans l'arrière-gorge avec le doigt et
l'insufflateur, et on pratiqua des frictions alcoolisées.
L'enfant restant inerte, on l'insuffla en même temps
qu'on le réchauffait, et au bout de 15 minutes on put le
ranimer : on le plaça quelque temps en couveuse pour
achever sa résurrection.

La quatrième observation concerne une femme primipare de 22 ans, entrée à la Clinique le 29 septembre
à six heures du soir, en travail depuis midi. L'enfant

se présentait par le sommet en OIDP. Le travail marcha régulièrement, et la dilatation était complète vers 11 heures du soir. La rotation n'ayant, à partir de ce moment, aucune tendance à s'effectuer, on tenta à différentes reprises, mais sans y réussir, de la faire avec le doigt. Finalement, on dut recourir au forceps qui fut appliqué en OIDP. L'accouchement était terminé à 3 h. 45 du matin. L'enfant naquit en état syncopal, blanc, flasque, en résolution musculaire presque absolue: aucune inspiration, battements cardiaques très lents. Après ligature immédiate du cordon, et aspiration des mucosités, on fit l'insufflation, et au bout de dix minutes, apparut une première inspiration. On dut continuer, et l'enfant ne put être complètement ranimé qu'après 20 minutes. Il respirait, mais ne criait pas, et se plaignait d'une façon continue. On le réchauffa, on le plaça dans une couveuse, en y faisant passer un courant d'oxygène, et ce n'est que le lendemain que cet enfant présenta une coloration normale, et fut tout-à-fait bien portant.

Dans les faits qui précèdent, tous les enfants ont pu être rappelés à la vie. Mais dans les deux derniers, qu'il me reste à vous rapporter, tous les efforts tentés sont restés infructueux, et les deux enfants ont succombé. Voici ces cinquième et sixième observations :

La cinquième a trait à une primipare de 20 ans, chez laquelle je provoquai l'accouchement à 8 mois 1/2, pour un rétrécissement antéro-postérieur du bassin. Le diamètre promonto-pubien minimum était de 8 centim. 8. L'accouchement fut provoqué le 25 septembre 1898, à l'aide du ballon Tarnier et de l'écarteur. Le travail dura 72 heures, et au bout de ce temps, l'enfant perdant du méconium, sans que les battements du cœur fussent modifiés, on fit au détroit supérieur une application de forceps, et on amena un garçon de 2.870 grammes, en état de mort apparente, forme syncopale. Après 1 h. 1/2 de soins, frictions, chaleur, insufflation, etc., on parvint à le ranimer, et on le mit en couveuse : mais la respiration se faisait mal, par saccades, incomplètement, et l'enfant ne criait pas. Trois heures après la naissance, il succombait.

La sixième et dernière opération se rapporte à une multipare de 27 ans, entrée à la Clinique le 1er octobre 1898, pour des pertes de sang dues à une insertion vicieuse du placenta. L'hémorragie continuant, on dut pratiquer l'accouchement méthodiquement rapide et faire la version. Dès le début de l'intervention, l'enfant présentait déjà des signes de souffrance ; son cœur ne battait que 60 fois par minute. Malgré la rapidité de l'opération, cet enfant, un garçon de 2.400 grammes, naquit en état de syncope. Tous les soins furent inutiles, frictions, flagellations, aspiration des mucosités, insufflation, tractions rythmées de la langue, injection sous-cutanée de 10 grammes de sérum artificiel. C'est à peine si les narines de l'enfant se dilatèrent à deux ou trois reprises, et s'il fit quelques faibles aspirations. Après une heure de tentatives, il succombait définitivement.

Les six observations que je viens de résumer, montrent bien la forme syncopale de la mort apparente avec ses différents degrés : depuis les cas les plus légers où l'enfant naît simplement *étonné*, comme on dit, pâle et peu vivace, et où il suffit de quelques frictions, de flagellations, de chaleur pour le ranimer, jusqu'à ceux beaucoup plus graves, où la syncope est profonde où il n'existe ni mouvements respiratoires, ni battements du cœur, et où la respiration artificielle,longtemps continuée ne suffit pas toujours à provoquer le rappel à la vie.

Le *diagnostic* de la mort apparente du nouveau-né est facile et ne m'arrêtera pas longtemps. Je vous signalerai cependant comme possible, puisqu'elle a été commise, la confusion avec la macération du fœtus. Demelin rapporte en effet qu'une sage-femme insuffla pendant une heure et demie un enfant mort et macéré, le croyant simplement en état de mort apparente. Les caractères de la macération sont trop nets et trop évidents pour que j'insiste davantage.

Plus intéressant à faire est le diagnostic entre la mort apparente et la mort réelle. En face d'un enfant pâle, inerte, sans mouvements respiratoires ni battements cardiaques, on peut croire à une mort définitive, alors que la vie n'est pas éteinte. Le cœur peut en effet continuer à battre si faiblement, que ses contractions fibrillaires sont à peine perceptibles, même à l'auscultation. Dans les cas douteux, Tarnier conseillait de recourir au moyen suivant, très simple et très précieux. Il plaçait une goutte d'eau sur la région précordiale du nouveau-né, et l'examinait soigneusement à jour frisant. S'il existe le moindre frémissement cardiaque, la goutte d'eau est animée d'un tremblottement très visible ; sinon, elle reste immobile. Il faut en outre rechercher avec soin les réflexes plantaire, rotulien, cornéen. En un mot, il ne faut jamais croire trop vite à la mort réelle d'un nouveau-né. Il existe des exemples nombreux d'enfants laissés pour morts et qui, au bout d'un certain temps, sont revenus spontanément à la vie. Dans le cas où vous aurez le moindre doute, prodiguez donc à cet enfant tous les soins qu'on donne en cas de mort apparente.

Enfin, vous aurez à établir le diagnostic entre la forme bleue et la forme syncopale. Tout ce que je vous ai déjà dit à l'égard de chacune de ces formes suffit pour que je n'aie pas à y revenir.

En ce qui concerne l'*anatomie pathologique*, je me bornerai à vous rappeler les principales lésions rencontrées à l'autopsie des enfants qui n'ont pu être ranimés. Dans la forme bleue, on trouve des lésions d'asphyxie, des ecchymoses sous-pleurales, sous-péricardiaques, des œdèmes, des congestions et même des hémorragies dans les poumons, le foie, les méninges : les hémorragies méningées ne sont pas rares. Tout autres sont les altérations nécroscopiques de la forme blanche. Si la syncope a été traumatique, c'est-à-dire consécutive à une opération telle qu'une application de forceps pénible, une extraction difficile, on trouve parfois des lésions graves des centres nerveux, compression, contusion, hémorragies, dues à des enfoncements, à des fêlures, à des fractures du crâne. On trouve parfois aussi des lésions des organes splanchniques, des foyers hémorragiques dans les poumons, le foie, dans les séreuses, le péricarde, la plèvre, le péritoine, des déchirures des veines du cou. Si la syncope a été hémorragique, consécutive à une hémorragie fœtale, à une rupture du cordon, par exemple, les lésions sont nulles et consistent simplement en une anémie profonde de tous les organes, comme de l'enveloppe cutanée.

Comment peut-on interpréter la *pathogénie* de la mort apparente du nouveau-né ? Il faut d'abord se rappeler que physiologiquement il est bien établi que des mouvements thoraciques, faibles il est vrai, se produisent chez le fœtus pendant la vie intra-utérine. Sans vouloir en discuter la cause, je me bornerai à vous dire que, dans les conditions normales, un peu de liquide amniotique pénètre dans le pharynx, et jusqu'à l'entrée des voies aériennes, mais sans aller plus loin. Au moment du travail, lorsque les membranes sont rompues, l'air peut même arriver parfois jusqu'à la muqueuse respiratoire et déterminer le *vagissement utérin*, que j'ai pour ma part entendu deux fois. Mais en réalité le premier mouvement respiratoire complet, le premier cri ne se produit qu'à la naissance; que cette première respiration soit due à l'excitation du bulbe par du sang chargé d'acide carbonique à cause de la gêne momentanée de la circulation utéro-placentaire, ou bien à une excitation partie de la muqueuse des voies aériennes, ou enfin à une excitation venue de la peau lorsqu'elle subit le contact de l'air extérieur.

Or, il peut se faire que, sous l'influence de certaines circonstances qui toutes ont pour résultat de troubler profondément la circulation fœto-placentaire, le centre respiratoire du fœtus soit fortement excité par du sang chargé d'acide carbonique. Ce centre réagit, et le fœtus se met à respirer *in utero*. Il déglutit alors, non de l'air, mais du liquide amniotique, du sang, des glaires, voire du méconium qui encombrent ses voies respiratoires et déterminent une asphyxie mécanique. Il peut se faire également que les troubles circulatoires soient tels que l'oxygénation diminue graduellement, et que le centre respiratoire non plus excité, mais surpris, annihilé, ne réagisse pas. Dans les deux cas, le nouveau-né naît en état de *mort apparente*.

Quant à la pathogénie des différentes formes, je serai bref. Les anciens croyaient que l'asphyxie bleue et l'asphyxie blanche n'étaient que des degrés différents d'un même état. Actuellement, il est admis que l'*asphyxie* bleue est le plus souvent le fait de l'obstruction des voies aériennes, comme je vous l'ai précédemment indiqué. La syncope, au contraire, dans laquelle on peut trouver aussi les voies aériennes plus ou moins encombrées de mucosités, se produirait surtout par suite de commotion ou de compression des centres nerveux et de paralysie bulbaire, dans le cas d'accouchements laborieux ou de traumatismes obstétricaux.

La *fréquence* de la mort apparente du nouveau-né est évaluée par Demelin à 3 0/0. L'*étiologie* est facile à déduire de la pathogénie. La forme bleue succède à des troubles profonds de la circulation fœto-placentaire. Elle reconnaît donc pour causes les décollements prématurés du placenta, les hémorragies maternelles, la compression du cordon... La forme blanche ou syncopale est, d'après Demelin, hémorragique ou traumatique. Dans le premier cas, elle reconnaît pour causes les hémorragies fœtales, succédant à une déchirure du placenta ou du cordon, à une rupture

d'un vaisseau ombilical dans le cas d'insertion véla-
menteuse. Dans le second cas, les causes de la syncope
sont des applications pénibles de forceps, une extraction de siège, ou une version difficile; dans ces deux
derniers cas surtout, le séjour prolongé de la tête dernière dans les parties génitales est une cause fréquente
de syncope.

Le *pronostic* est variable, grave surtout dans la
forme blanche. Le nouveau-né est plus facile à ranimer
dans la forme bleue.

J'arrive au *traitement* qui présente une importance
capitale. Il existe d'abord un traitement prophylac-
tique qui consiste à surveiller avec soin les enfants
pendant le travail, à consulter fréquemment les battements de leur cœur, et à se tenir prêt à activer et à
terminer l'accouchement dans le cas de souffrance du
fœtus, souffrance qui se traduit par le ralentissement
et l'irrégularité des battements du cœur, et par la perte
du méconium. Malheureusement, dans bien des cas,
soit que l'état de souffrance de l'enfant ait été méconnu,
et qu'on intervienne trop tard, soit que l'intervention
elle-même ne puisse se faire assez rapidement, ou
qu'elle exige beaucoup de peine et d'efforts, l'enfant
naît en état de mort apparente. Quels sont alors les
moyens à employer pour le rappeler à la vie? En prin-
cipe, on doit se proposer d'exciter la respiration, de
favoriser la circulation, de relever l'état général, et
pour cela on se comporte différemment dans l'asphyxie
et dans la syncope.

I. Voyons d'abord quel est le traitement de l'asphyxie. On doit commencer par exciter la respiration.
Il suffit souvent de frictionner l'enfant avec un peu
d'alcool, de le flageller sur diverses parties du corps,
d'extraire avec le doigt les mucosités qu'il a dans la
bouche et dans le pharynx, d'exciter le réflexe nasal
avec les barbes d'une plume d'oie introduite dans les narines, pour le voir renaître à la vie. Quand l'enfant est

bleu, à quel moment doit-on lier le cordon ? Les anciens recommandaient de faire la section immédiate, puis de faire une saignée du cordon, c'est-à-dire de laisser couler une ou deux cuillerées de sang. Ils pensaient ainsi faire cesser la congestion qui existait selon eux dans l'encéphale et les poumons. Or, ainsi que l'a très bien démontré Budin en 1875, c'est là une pratique illogique et dangereuse. Il ne saurait être question de congestion pulmonaire, les poumons n'ayant pas respiré, et étant atélectasiés. Sectionner le cordon aussitôt après la naissance, c'est priver le nouveau-né de 92 grammes de sang qui lui viennent du placenta tant que le cordon continue à battre (Budin) ; faire en outre une saignée du cordon, c'est lui retirer 30 à 40 gr. de sang, en tout 130 grammes de sang environ. Or, ce chiffre correspond, chez un adulte de poids moyen, à une saignée de près de 2 kilogrammes ! Il faut donc se garder de faire une ligature immédiate, mais au contraire essayer de faire respirer l'enfant et de favoriser sa circulation par les moyens que je vous ai indiqués.

Cependant, dans certains cas très graves, particulièrement dans la forme bleue due à la congestion et à l'apoplexie méningée de Demelin, malheureusement assez difficiles à diagnostiquer, on pourrait faire la ligature immédiate du cordon et emporter l'enfant pour le soigner plus efficacement que lorsqu'il est encore entre les jambes de sa mère. On aura alors recours aux bains chauds et surtout à la respiration artificielle dont je vous reparlerai. Demelin conseille même de laisser couler un peu de sang par le cordon dans les cas de congestion et surtout d'apoplexie méningée, quand le diagnostic de ces formes est certain.

Lorsqu'on a affaire à la forme syncopale, la conduite à tenir n'est plus tout à fait la même. Si la syncope est légère, si en interrogeant le cordon on y sent des battements forts et bien frappés, on peut à la rigueur attendre pour lier le cordon, et mettre en pratique tous les petits moyens, frictions, flagellations, extraction des mucosités, etc., que je vous ai recommandés pour provoquer l'acte respiratoire. Mais le plus souvent, il vaut mieux, la syncope étant trop profonde, lier immédiatement le cordon qui ne bat plus, et transporter l'enfant dans un endroit approprié, sur une crèche, sur une table recouverte d'un oreiller, et lui donner des soins énergiques. On l'enveloppera de linges chauds, on recourra aux moyens déjà indiqués, on le plongera dans un bain chaud en laissant à découvert le creux épigastrique sur lequel on fera tomber un filet d'eau froide, etc. Mais il ne faut pas perdre de temps, et si l'enfant ne revient pas à la vie, on doit recourir sans tarder à la respiration artificielle.

Celle-ci peut être pratiquée de plusieurs manières, soit en imprimant des mouvements au thorax, soit en faisant pénétrer directement de l'air dans les poumons, par insufflation. L'une des méthodes les plus anciennes pour provoquer mécaniquement la respiration est celle de Silvester qui date de 1858. Elle consiste, l'enfant étant couché sur le dos, les épaules élevées, à saisir les bras au-dessus du coude, à les élever d'abord sur les côtés de la tête (mouvement d'inspiration), puis à les abaisser le long du corps en comprimant le thorax (mouvement d'expiration).

Un autre procédé, très employé en Allemagne, est la manœuvre de Schultze. L'opérateur saisit l'enfant par les épaules et le suspend entre ses jambes de façon à avoir son dos tourné vers lui. Ses index sont placés en crochet sous les aisselles du nouveau-né, d'arrière en avant, ses pouces reposant sur les épaules et la partie antéro-supérieure du thorax; les trois derniers doigts de chaque main sont étendus en bas et en dedans et appliqués sur le dos. L'enfant est ainsi en position d'inspiration. L'accoucheur le lance alors en avant et en haut; mais il ralentit ce mouvement quand il est arrivé à la hauteur de ses bras, et il oblige le corps du fœtus à faire une culbute vers lui, par une flexion de la colonne vertébrale, en sorte que tout le poids de l'enfant va reposer maintenant sur ses pouces, et que les organes abdominaux vont comprimer le diaphragme (position d'expiration). L'enfant est ensuite rejeté en bas, et on recommence ainsi ces oscillations ou balancements 10 à 12 fois par minute. La manœuvre préconisée par Schultze est assez difficile à bien faire quand on n'en a pas une habitude spéciale. Elle est en outre passible de certaines critiques et d'inconvénients que le temps m'oblige à passer sous silence. Elle est d'ailleurs fort peu employée en France où l'on a presque exclusivement recours à l'insufflation. L'insufflation peut être pratiquée de *bouche à bouche* ou à l'aide d'*insufflateurs*. Pour faire l'insufflation de bouche en bouche, l'enfant étant étendu sur le dos, le cou relevé par un rouleau de linge, on recouvre sa face d'un mouchoir, puis on lui souffle de l'air dans la bouche, en ayant soin de lui pincer les narines pour que l'air ne puisse ressortir par les fosses nasales. On a soin de ne faire entrer dans les voies aériennes qu'une certaine quantité d'air expiré, et non pas la totalité d'une expiration, afin d'éviter une distension trop brusque des alvéoles pulmonaires, et aussi pour ne pas faire pénétrer un air trop chargé d'acide carbonique comme il l'est à la fin de l'expiration. On fait ainsi 15 insufflations par minute environ, et entre chacune d'elles, on appuie doucement sur le thorax pour en chasser l'air. A ce procédé simple on peut cependant faire quelques reproches, dont le plus grave est de refouler les mucosités et les glaires dans l'arbre aérien au lieu de les en retirer.

Il est donc préférable de se servir d'un insufflateur. D'anciens accoucheurs, Levret, par exemple, employaient une sonde de femme. Mais c'est Chaussier (1806) qui, le premier, inventa un tube spécial qui porte son nom. Le tube laryngien de Chaussier est recourbé à l'une de ses extrémités qui est percée de deux ouvertures latérales et doit être introduit dans le larynx. Ce tube a été modifié par Depaul qui a terminé l'instrument par une ouverture unique. L'insufflateur de Depaul a été seul en usage pendant longtemps. Ribemont-Dessaignes lui a fait subir des modifications heureuses, et dans ces derniers temps, M. Olivier s'est efforcé de perfectionner encore l'instrument de Ribemont. Ces insufflateurs sont actuellement couramment employés. Sans vous décrire en détail l'insufflateur de Ribemont, dont vous nous voyez nous servir journellement, je vous rappellerai qu'il présente une courbure qui lui permet de s'adapter facilement à la concavité de la voûte palatine, et que sa portion laryngienne est cylindro-conique, de façon à boucher le larynx et à empêcher l'air insufflé de revenir dans le pharynx. Pour faire pénétrer l'insufflateur dans le larynx il faut préalablement introduire l'index gauche dans la bouche de l'enfant, aller jusqu'au fond du pharynx, reconnaître le petit chapiteau constitué par l'ouverture supérieure du larynx et appuyer l'extrémité de ce doigt sur les deux petites saillies formées par les cartilages aryténoïdes. C'est sur le doigt ainsi placé qu'on guide l'insufflateur dont l'extrémité s'enfonce dans le larynx en avant des aryténoïdes. Une fois l'instrument placé, la première chose à faire est d'aspirer le sang et les mucosités qui occupent le larynx et la trachée, où elles sont parfois très adhérentes, de retirer l'instrument et de les en expulser. Quand on s'est assuré qu'il n'y a plus de matières étrangères dans le conduit laryngo-trachéal, on souffle de l'air dans le tube replacé, soit avec la bouche, soit avec une poire en caoutchouc adaptée par Ribemont à son instrument. On fera 15 à 20 insufflations par minute, et on comprimera, comme je vous l'ai dit, modérément la poitrine dans leur intervalle.

Combien de temps doit-on continuer l'insufflation? Il n'y a pas à cet égard de règles précises, et l'on est quelquefois obligé de persister pendant une heure et plus. On doit, en effet, se baser sur les battements du cœur.

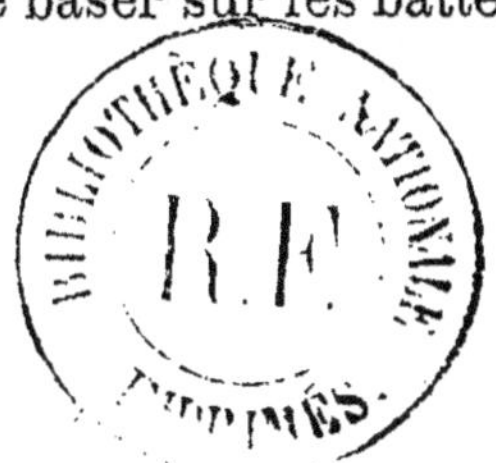

Tant qu'ils subsistent, et surtout quand ils deviennent plus forts, plus rapprochés, on doit continuer. Une première inspiration ne tarde pas à se montrer, puis une autre, au bout de quelques instants. Bientôt, elles se rapprochent ; en même temps la coloration de la face et du tronc devient rosée ; enfin l'enfant crie ; il est complètement ranimé. Lorsqu'au contraire, le cœur bat faiblement, et que peu à peu les battements s'espacent et finissent par disparaître, il est inutile d'insuffler davantage. La mort réelle a fait place à la mort apparente.

Dans ces dernières années M. Laborde s'est fait le défenseur éloquent de la méthode des tractions rythmées de la langue pour rappeler les nouveau-nés à la vie. Cette méthode consiste à saisir la pointe de la langue avec les doigts nus ou enveloppés d'un linge ou avec une pince spéciale, et à attirer avec force la langue au dehors. Cette traction est suivie de relâchement, et on recommence ainsi 15 fois environ par minute. Malgré les nombreux succès rapportés par M. Laborde à l'appui de son procédé, et la préférence qu'il lui donne sur l'insufflation, les accoucheurs sont restés fidèles à l'insufflation.

On peut bien reprocher à celle-ci d'être d'un manuel opératoire délicat ; on a pu la voir produire, entre des mains maladroites, des fausses routes et des lésions de la muqueuse laryngée ; on a pu observer de l'emphysème à la suite d'une insufflation trop violente, etc. Ces faits sont rares, et dus à de simples fautes dans la technique opératoire. Il n'en est pas moins vrai que cette méthode bien exécutée a fait ses preuves, et qu'elle a sauvé la vie à des milliers de nouveau-nés.

Indépendamment de certaines difficultés qu'on peut éprouver à exercer des tractions sur une langue aussi petite que celle d'un nouveau-né, des échecs ont été observés. Dans une discussion qui eut lieu à l'Académie de Médecine en 1893, les professeurs Tarnier et Pinard ont rapporté des observations où les tractions rythmées étaient restées infructueuses entre leurs mains.

En 1895, dans une nouvelle discussion, les accoucheurs se sont de nouveau prononcés à l'Académie en faveur de l'insufflation. Pour ma part, je suis, avec le professeur Tarnier et la plupart de mes collègues, partisan de l'insufflation, sans nier les bons résultats qu'on peut obtenir avec le procédé de M. Laborde ; mais j'ai moi-même échoué plusieurs fois avec les tractions et j'ai réussi ensuite avec l'insufflateur.

La conclusion est que la méthode des tractions de la langue est un bon moyen à ajouter à ceux que nous avons déjà à notre disposition pour ranimer les enfants, mais qu'elle est loin d'être infaillible, et qu'il faut se garder de renoncer à l'insufflation, qui semble bien devoir rester le meilleur et le plus sûr agent de rappel à la vie, dans les cas graves.

En terminant, j'appelle votre attention sur un dernier point. Il est bien des cas où l'on voit, chez des enfants ranimés, la respiration et la circulation s'établir si régulièrement, qu'on peut les considérer comme tout-à-fait hors de danger. Mais il n'en n'est pas toujours ainsi, et il faut surveiller avec sollicitude les nouveau-nés rappelés à la vie. Il en est en effet chez qui la respiration se fait mal, par saccades, qui poussent des cris plaintifs, et si on les abandonne à eux-mêmes, ils sont parfois pris de cyanose, de syncopes, de convulsions et ils peuvent succomber. Pour eux tout n'est pas fini parce qu'on a réussi à provoquer des mouvements respiratoires. Il est nécessaire de les entourer de soins consécutifs. La couveuse, les inhalations d'oxygène, les piqûres de sérum artificiel, etc., achèveront la résurrection commencée par l'insufflation. Vous sauverez ainsi des enfants qui n'avaient pu être ranimés qu'imparfaitement et dont la survie paraissait douteuse.

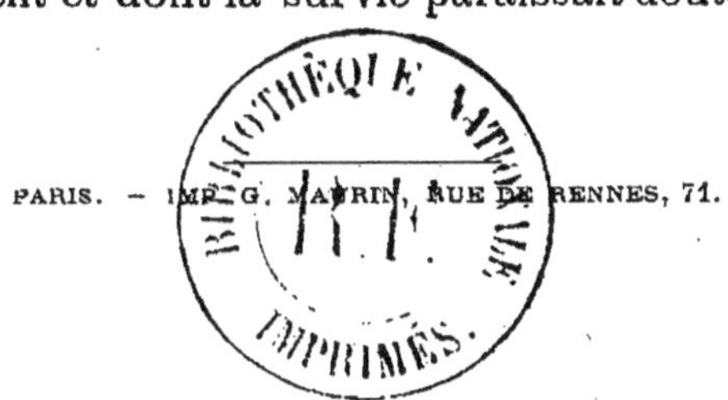

PARIS. — IMP. G. MAURIN, RUE DE RENNES, 71.